LEÇONS

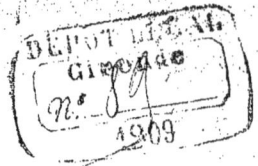

SUR

LES PHÉNOMÈNES D'IMMUNITÉ

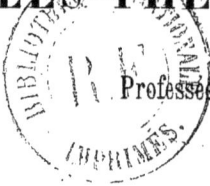

Professées à la Faculté de Médecine de Bordeaux

PAR LE

Dʳ H. VERGER

Agrégé

Chargé du cours de Pathologie et de Thérapeutique générales.

I. *La Genèse des connaissances sur l'immunité artificielle
et les principes des méthodes de vaccination,*

II. *Des Modifications humorales chez les sujets vaccinés.
Théorie générale de l'immunité antibactérienne.*

III. *L'Immunité contre les toxines microbiennes. Les antitoxines.*

BORDEAUX

IMPRIMERIE G. GOUNOUILHOU

9-11, RUE GUIRAUDE, 9-11

1909

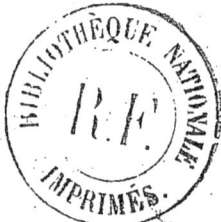

COURS

DE

PATHOLOGIE ET DE THÉRAPEUTIQUE GÉNÉRALES

1908-1909

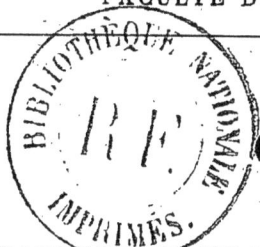

COURS

DE

PATHOLOGIE ET DE THÉRAPEUTIQUE GÉNÉRALES

1908-1909

I

La Genèse des connaissances sur l'immunité artificielle et les principes des méthodes de vaccination.

MESSIEURS,

Le développement de nos connaissances sur l'*immunité artificielle*, c'est-à-dire sur la possibilité de rendre les organismes artificiellement réfractaires à une infection donnée, procède de cette notion fondamentale, dont nous avons vu le caractère très général, qu'un individu guéri d'une maladie infectieuse déterminée se trouve par là même et pour un temps variable, suivant les cas, à l'abri de cette même infection, alors même qu'il reste exposé à toutes les chances de contagion.

Il s'agit là d'une notion fort ancienne, née de la seule observation clinique, et qui devint susceptible d'une application pratique le jour où l'on s'aperçut que la durée de l'état réfractaire n'était pas nécessairement en rapport avec l'intensité de la maladie infectieuse qui lui avait donné naissance. C'est probablement parce que la chose est particulièrement nette dans le cas de la variole, et aussi parce que la variole constituait avant l'ère moderne une pandémie meur-

LEÇONS

SUR

LES PHÉNOMÈNES D'IMMUNITÉ

Professées à la Faculté de Médecine de Bordeaux

PAR LE

Dr H. VERGER

Agrégé

Chargé du cours de Pathologie et de Thérapeutique générales.

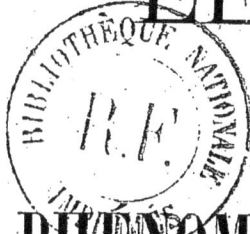

I. *La Genèse des connaissances sur l'immunité artificielle et les principes des méthodes de vaccination.*

II. *Des Modifications humorales chez les sujets vaccinés. Théorie générale de l'immunité antibactérienne.*

III. *L'Immunité contre les toxines microbiennes. Les antitoxines.*

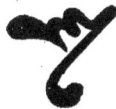

BORDEAUX

IMPRIMERIE G. GOUNOUILHOU

9-11, RUE GUIRAUDE, 9-11

1909

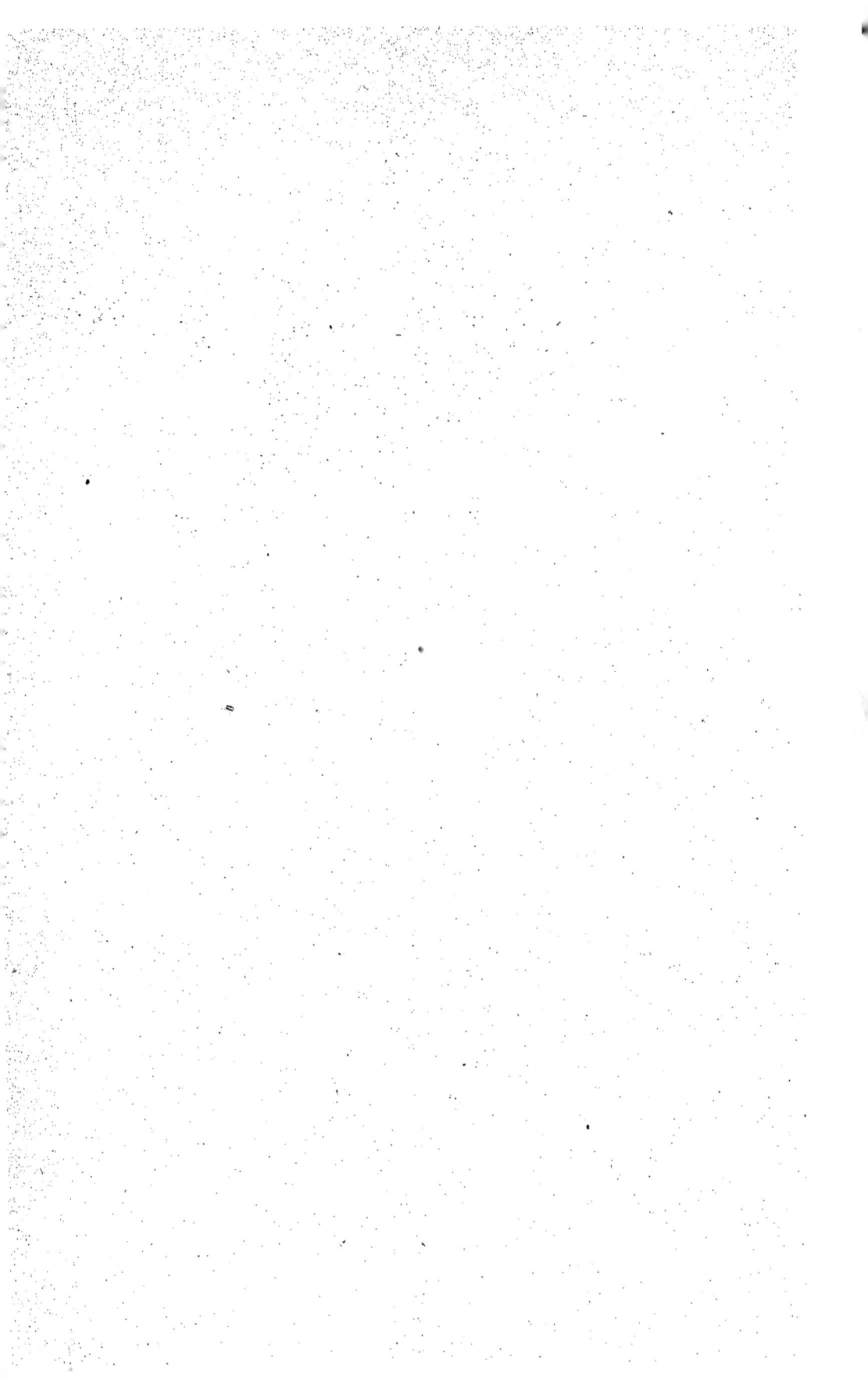

trière à laquelle peu de gens échappaient, que la première étape de l'étude que nous allons faire nous est fournie par la variolisation.

I. La variolisation est la pratique qui consiste à inoculer du pus de varioleux à un sujet neuf. Le résultat en est double. Le sujet inoculé fait une variole d'allures un peu spéciales et différant par un point de la variole prise par contagion. Dans celle-ci, en effet, après une période d'invasion d'intensité et de durée variables, l'éruption caractéristique apparaît sous forme d'éléments maculeux multiples qui subissent ensuite les diverses transformations classiques aboutissant à la pustule variolique. Dans la variole inoculée artificiellement par scarification ou piqûre, la maladie évolue en deux phases. La première est la phase de maladie locale constituée par un élément éruptif apparaissant vers le troisième jour au point d'inoculation et évoluant ensuite pour arriver à la suppuration le septième ou le huitième jour. Alors commence la seconde phase, la phase de maladie générale, constituée par une variole franche, le plus souvent discrète et bénigne, avec son évolution ordinaire en quatre périodes : invasion, éruption, suppuration, dessiccation. Le premier résultat de l'inoculation était donc une maladie habituellement bénigne, entamant seulement l'esthétique du sujet, mais ne le mordant pas cruellement, comme la variole ordinaire. Le second résultat, qui était le but poursuivi, suivait de fort près le premier et consistait dans un état réfractaire de durée fort longue, pratiquement indéfinie ; résultat infiniment précieux quand il s'agit d'une maladie aussi grave et aussi répandue que la variole.

Cependant, la pratique de la variolisation, fort ancienne dans les pays d'Orient, rencontra en Europe une certaine résistance lorsqu'elle y eut été importée en 1721 par une grande dame anglaise, lady Montague. C'est qu'en effet, si la variole inoculée était le plus souvent bénigne, la règle comportait des exceptions malheureuses et, somme toute, si le résultat de l'opération était enviable au premier chef, les risques préalables qu'il comportait valaient d'être pris en considération.

II. La première étape, ainsi qu'il arrive souvent, restera toujours anonyme. Chacune des suivantes va être jalonnée par un nom illustre. Celui de JENNER marque la seconde, l'étape de la *vaccination jennérienne* de la variole. Le procédé consiste à créer artificiellement l'état réfractaire à la variole par l'inoculation d'une maladie éruptive spontanée de certains animaux : le cow-pox de la vache, le horse-pox du cheval, maladies caractérisées par des éléments éruptifs objectivement analogues à ceux de la variole. Jenner fit œuvre d'observateur et d'expérimentateur : observateur quand il rechercha les raisons d'une vieille tradition du comté de Glocester, d'après laquelle les individus chargés du soin des vaches étaient épargnés par la variole, et quand il découvrit que les individus épargnés étaient ceux-là seuls qui avaient contracté accidentellement le cow-pox, qui, siégeant de préférence sur les trayons des vaches laitières, s'inoculait fréquemment par les excoriations des mains; expérimentateur quand il eut le courage, difficile à son époque, d'inoculer le cow-pox à un enfant de huit ans, sur lequel il put constater par la suite l'inefficacité de l'inoculation variolique. Le livre qu'il publia en 1798 et qui relate les étapes successives de son œuvre, reste un des plus beaux monuments de la logique scientifique. Je n'ai à insister ni sur la technique de la vaccination jennérienne ni sur les résultats qu'elle donne, résultats heureux, qu'un siècle d'expériences n'a fait que confirmer. Deux points de principe sont à retenir. En premier lieu, on voit que la vaccination jennérienne marque un progrès réel sur la variolisation, en ce que l'immunité est obtenue au prix d'une maladie parfaitement bénigne et qui reste toujours locale, peut-on dire, les cas de vaccine généralisée étant rarissimes. Mais sur un second point la vaccine est en état d'infériorité par rapport à la variolisation. Tandis que l'immunité conférée par celle-ci était prati quement illimitée, l'immunité post-vaccinale est de durée limitée à quelques années. C'est ce qui fait la nécessité des revaccinations périodiques. En pratique, l'immunité ne dépasse guère une dizaine d'années.

Par un autre côté, la vaccination jennérienne paraît constituer un phénomène d'un autre ordre que la variolisation. Dans ce dernier cas, en effet, il ne s'agit que d'une application artificielle des lois de l'immunité naturelle acquise, d'après lesquelles une première atteinte d'une infection donnée immunise contre une atteinte ultérieure de cette infection, à l'exclusion des autres. Dans la vaccine, par un phénomène unique en pathologie, on voit l'inoculation d'une maladie qui n'existe pas spontanément chez l'homme, procurer l'immunité contre une autre maladie, celle-là propre à l'homme et qui n'existe pas spontanément chez les animaux. Aussi, à côté de la doctrine dualiste, qui proclame la différence de nature entre le cow-pox et la variole humaine, existe-t-il une doctrine uniciste pour laquelle la vaccine n'est qu'une variole atténuée, ou tout au moins une maladie proche parente. De part et d'autre on a donné d'excellents arguments, *et adhuc sub judice lis est*. Il semble bien cependant que l'opinion uniciste gagne du terrain; à défaut d'une identité de nature complète, la proche parenté des deux maladies n'est pas niable, ne fût-ce que sur le terrain des caractères cliniques. Par là, et sans prétendre trancher le débat, on peut voir dans la vaccine, comme caractéristique de la seconde étape de notre étude, l'inoculation d'une infection à virulence modi- fiée immunisant contre une infection probablement proche parente, en tout cas à virulence normale, au lieu que dans la variolisation la virulence du vaccin était inconnue.

III. Dans les deux étapes précédentes, l'immunité était obtenue après une maladie artificiellement ino- culée, et, de plus, les méthodes, ne s'appliquant qu'à une seule maladie, n'avaient aucune portée géné- rale.

La troisième étape, que marque le nom de Pasteur, va nous amener à ce double résultat d'importance capitale : de supprimer l'état préalable de maladie et de constituer une méthode générale applicable théoriquement, sinon pratiquement, à toutes les infec- tions. La doctrine des vaccinations pastoriennes pro- cède de la théorie de l'origine microbienne des maladies infectieuses et se fonde uniquement sur une donnée de la médecine expérimentale dont nous avons eu l'occasion de parler longuement au cours de ces leçons, celle de l'atténuation artificielle de la virulence des germes morbides, et par là se marque la différence de l'œuvre de Pasteur comparée à celle de Jenner. Jenner a saisi pour ainsi dire l'occasion que lui offrait une maladie naturellement atténuée; Pasteur, fort de ses découvertes antérieures, a fourni le moyen de pro- voquer artificiellement cette atténuation; le premier fut un observateur de génie, mais le second fut un créateur.

Le point de départ de la découverte des vaccins pastoriens fut le fait suivant, observé par Pasteur : Après qu'il eut réalisé expérimentalement l'inocu- lation du choléra des poules, il s'aperçut que l'inoculation de cultures en bouillon vieilles de plusieurs semaines ne provoquait plus les symptômes caractéristiques. Mais les poules qui avaient reçu en inoculation ces cultures à virulence très atténuée et qui n'avaient pas contracté la maladie, se montrèrent par un point différentes des poules neuves qui n'avaient jamais été inoculées. Tandis que celles-ci mouraient d'une inoculation de cultures jeunes, la même culture restait sans effet sur les premières. Donc, bien que n'ayant amené aucune modification apparente de l'état des poules auxquelles elles avaient été inoculées, les cultures atténuées leur avaient conféré un état réfractaire ; elles étaient vaccinées contre le choléra mortel, tout comme un individu ayant subi l'inoculation du cow-pox est vacciné contre la variole.

Toute la méthode pastorienne est née de ce point de départ. Elle consiste essentiellement à faire des inoculations successives et répétées de cultures de virulence progressivement croissante jusqu'à ce qu'on arrive à faire supporter sans manifestations morbides des inoculations de cultures suffisamment virulentes pour être mortelles pour les animaux témoins. Il est donc nécessaire, pour la vaccination contre un microbe donné, de disposer d'une véritable gamme de virulences, et nous avons vu que cette virulence des cultures pouvait être en quelque sorte mesurée approximativement. Il suffit, dès lors, de commencer par l'inoculation d'une culture suffisamment atténuée pour être à coup sûr inoffensive.

Le procédé d'atténuation artificielle le plus employé consiste dans le chauffage des cultures à un degré que l'expérience détermine dans chaque cas particulier. Pour prendre un exemple concret, voici comment les choses se passent dans la préparation d'un vaccin couramment employé en médecine vétérinaire, le vaccin anticharbonneux, un des premiers découverts en 1881 par Pasteur et ses collaborateurs Chamberland et Roux. Les cultures de bactéridie sont atténuées par le chauffage à 42°5; l'atténuation obtenue est en rapport avec la longueur du chauffage. On prépare ainsi deux vaccins : le premier a une virulence très faible, seulement suffisante pour tuer les souris et les petits cobayes; le second, moins atténué, peut tuer les cobayes adultes et même des lapins. On injecte aux animaux à immuniser : bœufs, chevaux ou moutons, les deux vaccins successivement à douze ou quinze jours d'intervalle. Chaque injection provoque un peu de tuméfaction au point d'inoculation et une légère élévation de température; les accidents graves sont excessivement rares.

La méthode pastorienne a reçu et reçoit tous les jours de nombreuses applications en médecine expérimentale. Sauf la tuberculose, pour laquelle les résultats obtenus restent encore contestables, et sauf les infections par les microbes appartenant au règne animal et dont la vaccination est à l'étude, toutes les infections expérimentales peuvent faire l'objet de vaccinations par des germes atténués. Je signale en passant, et à titre d'exemple, la possibilité de vacciner le cobaye contre la péritonite mortelle que provoque chez lui le vibrion cholérique.

En médecine vétérinaire, les méthodes pastoriennes ont donné d'excellents résultats pour le charbon bactéridien, le charbon symptomatique et le rouget des porcs.

En médecine humaine, la vaccination par les cultures vivantes atténuées a donné lieu à quelques essais; mais, pour des raisons qui seront exposées tout à l'heure, elle n'est guère entrée dans la pratique. Dans un cas cependant elle est devenue courante : dans le cas de la rage, et vous savez combien la découverte de la vaccination antirabique a fait pour rendre populaire le nom de Pasteur. L'agent du contage rabique était inconnu de Pasteur, comme il l'est encore, du reste, malgré des recherches opiniâtres. Mais son existence n'était pas douteuse et on connaissait tout au moins son habitat. On savait que le bulbe et la moelle des animaux morts de la rage des rues étaient virulents et que leur inoculation transmettait la maladie. J'ai, d'autre part, eu l'occasion de vous parler de l'exaltation de ce virus par les passages successifs sur le lapin et de l'obtention du *virus fixe*, qui, inoculé au lapin, provoque les premières manifestations de la paraplégie rabique après une incubation fixe de six ou sept jours. On diminue artificiellement la virulence des moelles de virus fixe par la dessiccation à 23° dans des flacons contenant au fond des pastilles de potasse. A mesure que le temps de dessiccation s'allonge, la virulence s'atténue, ce qui se voit par l'allongement du temps d'incubation, et même, après quatorze jours de dessiccation, les moelles ont perdu toute virulence. On commence dès lors les inoculations par des moelles de quatorze jours injectées en émulsion sous la peau, et on arrive progressivement en quelques jours à faire supporter des moelles ayant seulement trois jours de dessiccation. On peut ainsi immuniser préventivement des animaux contre les inoculations de virus pur. Dans la pratique, on se sert de la vaccination antirabique dans un but thérapeutique : pour préserver les personnes mordues par des animaux enragés. On met à profit la longue durée de la période d'incubation pour gagner en quelque sorte la maladie de vitesse, et on obtient l'état réfractaire avant les premières manifestations morbides.

Cette manière de faire constitue une exception et ne peut être appliquée dans les autres maladies infectieuses dont le temps d'incubation — dont du reste on ne peut que rarement connaître le début — est au moins égal au temps nécessaire pour la vaccination et le plus souvent inférieur.

C'est qu'en effet, trois points essentiels caractérisent la méthode pastorienne par rapport à la méthode jennérienne. En premier lieu, c'est l'absence où tout au moins le peu d'importance des réactions locales ou générales à la vaccination, réactions qui se manifestent seulement par un gonflement passager et un peu douloureux au point d'inoculation. En second lieu, c'est la nécessité de plusieurs inoculations répétées et l'établissement tardif de l'état réfractaire, qui n'existe guère qu'après deux semaines. Sur le troisième point, qui est la durée de l'état réfractaire, la vaccination pastorienne reste inférieure à la vaccination jennérienne, qui elle-même était inférieure à la variolisation. L'état réfractaire obtenu ne dépasse guère une année, et, en pratique, on doit par exemple répéter tous les ans les vaccinations anticharbonneuses. Vous voyez par là, Messieurs, combien est fragile le rêve des enthousiastes qui voyaient dans les méthodes pastoriennes le moyen sûr de faire disparaître à tout jamais les maladies infectieuses.

Au reste, ces méthodes ont dans la pratique l'inconvénient grave d'exiger le transport et la manipulation de germes vivants, atténués à coup sûr, mais dont on n'est pas sûr qu'ils ne puissent, dans certaines circonstances, récupérer leur virulence une fois sortis des tubes de culture. Quand il s'agit de maladies dangereuses, on conçoit quelles conséquences peut avoir une série de maladresses inévitables dans un grand nombre de cas. Aussi, la vaccination pastorienne, sauf les cas où, comme dans la rage, elle est seule possible, reste surtout une méthode de laboratoire.

IV. La quatrième étape marque seulement une variante des méthodes pastoriennes proprement dites. Elle s'ouvre par la découverte de Salmon et Smith, qui vaccinèrent des animaux contre le hog-choléra par l'injection de cultures microbiennes filtrées, découverte bientôt confirmée par Beumer et Peiper pour la maladie typhique expérimentale des petits animaux, par Charrin pour la maladie pyocyanique, par Chamberland et Roux pour le vibrion septique et le charbon symptomatique. Cette méthode de la vaccination par les cultures filtrées a conduit à la vaccination par l'inoculation de cultures tuées par la chaleur ou par les agents chimiques. Elle procède, en somme, des principes connus sur le rôle des toxines microbiennes dans la genèse des processus infectieux, principes que nous avons déjà étudiés au cours de ces leçons.

Elle a la même portée générale que la vaccination par les virus vivants atténués et les mêmes caractères touchant la nécessité des inoculations répétées, le temps nécessaire au développement de l'immunité et la durée de cette immunité. Par contre, elle échappe complètement à l'inconvénient déjà signalé de la dissémination possible des germes, et par là elle constitue un progrès considérable au point de vue de la pratique.

Les inoculations de milieux de cultures filtrés et les inoculations de cultures tuées sont employées dans plusieurs circonstances courantes, soit séparément, soit combinées. La préparation des sérums immunisants, dont nous allons parler tout à l'heure, s'obtient par l'inoculation de cultures filtrées atténuées par des procédés que nous verrons en détail dans la prochaine leçon, et est entrée dans la pratique des instituts sérothérapiques.

On a fait à la médecine humaine l'application de la vaccination par les cultures tuées. Haffkine a tenté le traitement préventif du choléra (1895) et de la peste humaine (1897) par l'inoculation de cultures tuées par la chaleur. Wright a fait la même tentative pour la fièvre typhoïde avec des cultures chauffées et tuées par l'acide phénique ou le lysol (1900). Les résultats dans les trois cas ont été au moins encourageants ; mais il s'agissait de maladies épidémiques, d'où la nécessité d'agir vite pour empêcher l'extension de l'épidémie. Or, il est établi qu'il faut de cinq à huit jours pour obtenir l'état réfractaire après une inoculation vaccinale, et une seule est le plus souvent insuffisante. De plus, il semble bien que l'inoculation de bactéries, même mortes, n'est pas sans inconvénients quand elle est faite pendant la période d'incubation d'une maladie, ce qui se produit forcément en cas d'épidémie. Pour toutes ces raisons, la méthode des vaccinations par les virus tués doit, en pratique, céder le pas aux méthodes sérothérapiques, dont nous allons maintenant aborder l'étude.

V. Nous avons pu jusqu'ici suivre le développement des connaissances sur l'immunité artificielle dans quatre étapes successives qui marquent les applications de plus en plus précises des lois de l'immunité naturelle et dont le but était, en somme, d'atténuer au maximum les effets immédiats de l'inoculation.

Notre cinquième étape nous amène à un résultat inattendu, que rien ne pouvait faire prévoir dans la seule observation des faits de la pathologie descriptive : c'est que l'immunité acquise par la vaccination avec les germes vivants ou morts ou avec leurs produits de culture, peut être transportée du sujet vacciné à un sujet sain par le moyen des humeurs du premier. En termes plus concrets, on peut énoncer comme une loi générale que *les humeurs des sujets vaccinés et plus particulièrement le sérum sanguin de ces sujets, jouissent du pouvoir de conférer aux animaux neufs qui les reçoivent en injection l'état réfractaire contre le microbe qui a servi à la vaccination.*

Cette loi générale ressort de nombreuses expériences, dont les premières en date sont dues à Ch. Richet et à Héricourt. Ces expérimentateurs, en 1888, réussirent à vacciner des lapins contre une certaine variété de staphylocoque avec du sang défibriné de chien préalablement soumis à des inoculations du même microbe. Puis Behring et Kitasato montrèrent que le sérum des animaux traités par les cultures filtrées des bacilles de la diphtérie et du tétanos préservait les animaux auxquels on l'injectait de l'intoxication produite par ces deux maladies. La notion du pouvoir préventif des humeurs des sujets vaccinés, étendue par Pfeiffer, est devenue maintenant une notion solidement acquise.

Nous étudierons ultérieurement le mécanisme de cette action préventive des immun-sérums, comme on dit. Pour le moment, il nous faut seulement énoncer les applications du principe et comparer la méthode aux précédentes.

Le principe des immun-sérums est la base de la *sérothérapie*, c'est-à-dire de la méthode qui consiste à immuniser un sujet contre une infection au moyen du sérum d'un animal vacciné par les méthodes pastoriennes ou dérivées contre cette infection. La sérothérapie a reçu de nombreuses applications en médecine expérimentale. En médecine humaine, il existe des sérums préventifs pour la diphtérie (Behring et Kitasato, Roux), pour le tétanos (Behring et Kitasato, Vaillard), pour la peste humaine (Yersin, Roux), pour la dysenterie (Vaillard et Vincent, Coÿne et Auché), pour la fièvre typhoïde (Chantemesse); tous sérums dont l'efficacité préventive (leur activité curative sera étudiée dans une autre leçon) n'est nullement douteuse, encore qu'elle soit loin d'être absolue, comme il fallait s'y attendre. On ne saurait en dire autant des sérums antituberculeux, qui sont encore à l'étude et sur lesquels il serait évidemment prématuré de se prononcer.

L'immunité conférée par les sérums spécifiques se distingue par deux caractères de celle que confèrent les vaccins. Elle est *immédiate, mais en revanche de courte durée*. Pour le sérum antipesteux, elle ne paraît pas dépasser deux semaines; pour le sérum anti-diphtérique, trois à quatre semaines. Ces deux caractéristiques font de la sérothérapie préventive une méthode précieuse pour la limitation des épidémies. Au reste, malgré des critiques de détail dans lesquelles nous n'avons guère à entrer, l'expérience est faite et les avantages incontestables. Aucun des inconvénients des méthodes précédentes n'existe ici; les accidents dits *sériques* sont bénins dans l'immense majorité des cas, et la nécessité des revaccinations fréquentes en temps d'épidémie est un bien petit inconvénient.

L'immunité par les sérums, qui est en quelque sorte une immunité à deux degrés, a été qualifiée par Erlich *d'immunité passive*, tandis qu'il appelle *immunité active* celle que confèrent les vaccins proprement dits. On ne saurait considérer l'opposition comme absolue, mais il y a dans cette distinction une idée fort juste : dans la vaccination proprement dite jennérienne ou pastorienne, l'organisme vacciné est modifié, et de cette modification active résulte son état réfractaire, qui est tardif parce que la modification se fait lentement; dans la sérothérapie, l'organisme injecté n'a pour ainsi dire aucun effort à faire : il reçoit pour ainsi dire toute faite la modification qui le rend réfractaire. Aussi, l'immunité est immédiate. Mais dans les deux cas, comme nous le verrons, le mécanisme de la résistance aux germes infectieux est identique.

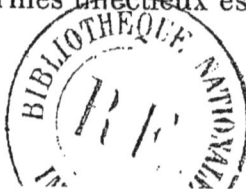

H. VERGER.

2

Quoi qu'il en soit du reste, vous le voyez, Messieurs, par le bref exposé que je viens de vous faire, la progression de nos connaissances sur ce sujet particulier de l'immunité artificielle nous amène à voir que chaque progrès se marque d'une part par la généralisation de plus en plus grande des faits découverts; et si, en passant de la variolisation à la sérothérapie, on se trouve en présence d'états réfractaires de plus en plus courts, par contre les dangers vont diminuant. Donc, déjà la moisson est fort belle et digne d'être opposée à ceux qui vont proclamant la faillite de la médecine expérimentale; mais elle constitue certainement peu de chose comparativement à celles que nous pouvons légitimement espérer dans la voie féconde dont j'ai essayé de vous montrer les premières étapes glorieuses.

II

Des Modifications humorales chez les sujets vaccinés.
Théorie générale de l'immunité antibactérienne.

Messieurs,

Nous connaissons les conditions dans lesquelles on peut artificiellement conférer l'immunité contre une infection donnée, et nous avons vu quelles applications pratiques avaient déjà été faites de nos connaissances sur ce point. Il nous faut maintenant pousser plus loin cette étude et rechercher quelles sont les propriétés nouvelles qui apparaissent dans les humeurs ou les organes des sujets vaccinés.

Déjà, nous avons vu que les humeurs des vaccinés jouissaient du pouvoir d'immuniser passivement et temporairement contre l'infection en cause les sujets neufs auxquels on les injectait. Ce simple fait nous indique l'existence de modifications humorales. Nous allons donc voir d'abord quelles sont ces modifications, puis nous aurons à nous demander si elles sont suffisantes par elles-mêmes pour expliquer l'état réfractaire.

I. Les MODIFICATIONS HUMORALES se traduisent par l'apparition de propriétés nouvelles dans les humeurs et plus particulièrement dans le sérum sanguin des vaccinés. Ces propriétés, *qui sont spécifiques vis-à-vis de l'espèce microbienne qui a servi à la vaccination,* sont au nombre de quatre :

1° Un pouvoir préventif ;
2° Un pouvoir bactériolytique ;
3° Un pouvoir opsonisant ;
4° Un pouvoir agglutinant.

1° Le *pouvoir préventif* s'entend du fait, que nous avons déjà signalé en parlant de la sérothérapie, que le sérum des vaccinés peut immuniser temporairement contre l'infection considérée les sujets neufs sensibles auxquels il est injecté.

Ce fait bien démontré a reçu au début une interprétation inexacte. Charrin avait signalé que la culture d'un microbe dans le sérum d'un animal vacciné contre ce microbe paraissait atténuer sa virulence, puisque l'inoculation de cette culture ne produisait plus d'effets ou produisait seulement des manifestations morbides très atténuées. Fort de cette expérience, le professeur Bouchard émettait la théorie de l'atténuation des germes par les humeurs des vaccinés ; en sorte que, disait-il en 1890 : « L'inoculation d'un virus fort chez un vacciné n'est autre chose que l'inoculation d'un virus atténué. Seulement l'atténuation, au lieu d'être faite au préalable dans le laboratoire, se fait dans les tissus du vacciné. »

La théorie, tout en procédant de faits exacts, se trouvait cependant inexacte elle-même. En effet, si, comme l'ont fait Metchnikoff et son élève Issaëff, on sépare, par la filtration, les microbes du sérum de vacciné dans lequel ils ont cultivé, on constate que ces microbes ont conservé leur virulence intacte. L'effet atténué de l'inoculation des cultures faites dans du sérum de vacciné tient donc à une propriété que possède ce sérum non vis-à-vis des microbes eux-mêmes, mais vis-à-vis de l'organisme auquel est faite l'inoculation.

A l'heure actuelle, le pouvoir préventif du sérum des vaccinés ressort de nombreuses expériences faites avec différentes espèces microbiennes sur un thème toujours identique : Un animal qui a reçu préalablement une injection de sérum d'un animal vacciné contre une espèce microbienne reste réfractaire à l'inoculation de cultures virulentes de ce microbe. L'immunité ainsi acquise peut être complète ou incomplète, mais nous avons vu que dans tous les cas elle est rapidement acquise et de courte durée.

Le pouvoir préventif d'un immun-sérum se perd par le chauffage à 70°. Comme pour les autres pouvoirs que nous allons étudier, on s'accorde à lui donner un substratum chimique dans des substances préventives hypothétiques et qu'on ne peut pas isoler dans l'état actuel de la science, dont on sait seulement qu'elles sont détruites par le chauffage à 70°. M. E. Metchnikoff ayant signalé la grande activité phagocytaire qui se produit chez les animaux passivement immunisés, pense que ces substances agissent sur les leucocytes en stimulant leur activité phagocytaire, et il leur donne le nom de *stimulines*.

Le même pouvoir préventif, qui est très marqué dans les sérums d'animaux vaccinés par les méthodes pastoriennes ou dérivées, a été retrouvé, mais amoindri, dans le sérum des convalescents de fièvre typhoïde ou de diphtérie, d'où il disparaît assez vite, du reste. Il appartient même dans une certaine mesure, comme l'a montré Pfeiffer, aux sérums normaux, mais on constate alors de grandes différences avec l'action des immun-sérums. En effet, le sérum d'animaux normaux n'agit qu'à très forte dose et son action s'exerce sur tous les microbes indistinctement, tandis que le sérum des vaccinés agit à dose faible, et son action est nettement limitée au microbe qui a servi à la vaccination.

On peut donc considérer que la vaccination agit en exaltant le pouvoir préventif normal et en le polarisant, en quelque sorte, dans un sens déterminé.

2º Le *pouvoir bactériolytique* s'entend du pouvoir qu'ont les humeurs des animaux vaccinés contre un microbe, d'imprimer à ce microbe des modifications visibles, d'intensité variable, allant depuis la simple immobilisation jusqu'à des changements d'état anatomique, voire à la destruction des corps microbiens.

La notion de l'action bactériolytique repose sur la connaissance de ce qu'on appelle le *phénomène de Pfeiffer*.

Le vibrion cholérique inoculé dans le péritoine du cobaye produit une péritonite mortelle, mais on peut vacciner le cobaye de manière que les inoculations de vibrions virulents restent sans effet. Or, Pfeiffer a montré que les vibrions inoculés dans le péritoine des animaux vaccinés subissaient très rapidement des modifications faciles à constater en examinant au microscope l'exsudat péritonéal prélevé peu de temps après l'injection. On voit d'abord les vibrions s'immobiliser, puis perdre leur forme en virgule et se transformer en granulations de forme ovalaire ou arrondie. Quelques-unes de ces granulations se colorent d'une façon intense par le bleu de méthylène, d'autres se colorent très mal. Pfeiffer affirme même que les granulations peuvent se dissoudre complètement dans le liquide péritonéal, mais Metchnikoff n'a jamais pu constater cette dissolution.

Quoi qu'il en soit, il y a là un phénomène des plus remarquables qui constitue l'expérience cruciale sur laquelle repose la notion de l'état bactéricide des humeurs. En montrant que le même phénomène se produisait *in vitro* quand on mettait des vibrions en présence de sérum de cobayes vaccinés, M. Bordet a permis d'en pousser plus avant l'étude. Il a mis en lumière les trois particularités suivantes :

a) La lymphe péritonéale et le sérum sanguin des animaux vaccinés contre la péritonite vibrionienne ne transforment les vibrions en granules qu'à la condition d'être fraîchement extraits ;

b) Les sérosités ou les sérums bactériolytiques perdent leurs propriétés par le vieillissement ou le chauffage à 55° pendant une heure ;

c) Les sérosités ou les sérums qui ont perdu leurs propriétés bactériolytiques par le chauffage à 55° les récupèrent instantanément par l'addition de sérum provenant d'un animal neuf.

Les mêmes remarques qui s'appliquent à la bactériolyse in vitro par l'action des sérums spécifiques s'appliquent aussi à la destruction in vitro des cellules animales par les sérums d'animaux soumis à des injections répétées de produits contenant ces cellules, à la condition qu'elles proviennent d'un animal d'espèce différente. Ainsi, le sérum du lapin qui a reçu des injections répétées de globules rouges de bœuf devient hémolytique in vitro pour ces mêmes globules, qui se dissolvent en laissant transsuder leur hémoglobine dans le liquide qui les contient. Il s'agit donc d'un phénomène d'ordre très général, et la bactériolyse se présente comme un cas particulier de la cytolyse. Les mêmes lois s'appliquent à tous les cas, et une même théorie a été proposée qui est de M. Bordet, et qui est généralement admise.

M. Bordet admet que la destruction des bactéries par les sérums spécifiques se fait par l'action combinée de deux substances contenues dans ces sérums.

a) L'une n'existe que dans le sérum des animaux vaccinés ; elle résiste au chauffage à 55°. Elle est donc thermostabile ; enfin, elle est spécifique, c'est-à-dire que son action ne s'exerce que vis-à-vis des bactéries ou des cellules animales d'une autre espèce qui ont servi à la vaccination. Elle a reçu des noms différents suivant les auteurs : *ambocepteur* (Erlich), *sensibilisatrice* (Bordet), *fixateur* (Metchnikoff).

b) L'autre substance existe déjà dans les sérums neufs; elle est thermolabile, détruite à 55°, et elle n'est pas spécifique, c'est-à-dire qu'elle exerce son action indifféremment sur toutes les bactéries et sur toutes les cellules d'espèce différente : c'est l'*alexine* de Buchner, le *complément* de Bordet, la *cytase* de Metchnikoff, identifiée par ce dernier auteur avec le ferment digestif des leucocytes.

Chacune de ces substances est incapable d'agir seule. Aussi les sérums neufs qui ne contiennent que le complément et pas de fixateur, sont inactifs aussi bien que les sérums spécifiques qui contiennent du fixateur, mais dont le complément a été détruit par le chauffage à 55°. Au contraire, les sérums spécifiques qui contiennent les deux substances, quand ils sont fraîchement extraits et n'ont pas été chauffés, sont actifs sur les cellules qui ont servi à la vaccination. Ces dernières cellules forment ce qu'on appelle l'*antigène,* les substances cytolytiques étant désignées sous le nom générique d'anticorps. Tout se passe, en somme, dans la cytolyse en général et dans la bactériolyse en particulier, comme si le fixateur agissait en fixant par son intermédiaire le complément sur l'antigène.

Le phénomène de Pfeiffer n'est pas spécial au vibrion cholérique : il est d'ordre général et s'applique à tous les microbes, du moins à tous les microbes appartenant au règne végétal. Le sang des animaux immunisés contre l'hématozoaire de la fièvre du Texas où contre le trypanosome du rat d'égout n'exerce pas d'action bactéricide sur ces deux organismes.

L'existence des fixateurs spécifiques a pu être démontrée dans le sang des animaux vaccinés et

aussi dans le sang de beaucoup d'individus atteints
ou convalescents de maladies infectieuses, et ce au
moyen d'une réaction découverte par Bordet et Gen-
gou : la réaction de la *déviation du complément*, basée
sur ce fait que, d'une part, le fixateur n'agit que sur
son antigène, tandis que le complément se fixe sur
n'importe quel antigène pourvu qu'il soit en présence
du fixateur spécifique; que, d'autre part, une fois le
complément fixé sur un antigène par l'intermédiaire
du fixateur, la combinaison des trois substances ne se
détruit plus. Dès lors, étant donné le sérum d'un individu atteint d'une maladie infectieuse, si on met en
présence de ce sérum l'antigène, c'est-à-dire le microbe
spécifique, que celui-ci soit détruit ou non, il n'en fixe
pas moins le complément par l'intermédiaire du
fixateur. Il n'y a donc plus de complément dans le
mélange; et si on y ajoute un autre antigène et son
fixateur, par exemple des globules rouges de bœuf et
du sérum de lapin vacciné contre ces globules et
chauffé à 55°, qui contient par conséquent le fixateur
spécifique des globules de bœuf, mais plus de complément, ce dernier fixateur n'aura plus d'action sur
les globules de bœuf, puisque le mélange ne contient
plus de complément disponible. Il n'y aura pas hémolyse. Si, au contraire, le sérum de l'individu malade
ne contenait pas de fixateur, le complément n'a pu
se fixer sur l'antigène microbien, et reste disponible
pour l'action du fixateur du sérum de lapin sur les
globules de bœuf. Il y a donc hémolyse.

Cette réaction, dont le principe est simple, mais dont
la technique est délicate, a été appliquée avec un
certain succès au diagnostic expérimental de la
syphilis par Wassermann, et on l'étudie actuellement
pour le diagnostic de la tuberculose et des kystes
hydatiques. L'existence de fixateurs dans ces deux
dernières maladies, qui sont plutôt des maladies para-

sitaires que des maladies infectieuses proprement dites, montre combien le phénomène est général.

Le pouvoir bactériolytique ou bactéricide des humeurs est donc bien démontré. Il ne se confond nullement avec le pouvoir préventif. En effet :

a) Les microbes ne sont le plus souvent pas complètement détruits par les substances bactériolytiques. Les vibrions, transformés en granules, ont conservé leur virulence.

b) Le sérum chauffé à 55° perd son pouvoir bactéricide, mais conserve son pouvoir préventif.

c) Enfin, le pouvoir préventif existe dans les sérums neufs qui ne contiennent pas de fixateur.

3° Le *pouvoir opsonisant* (οβσονω, je favorise la digestion) est *le pouvoir qu'acquiert le sérum des vaccinés de favoriser la phagocytose.* Il a été découvert par un médecin anglais, Wright, qui a montré que le nombre des microbes englobés par des leucocytes était plus grand quand on ajoutait au mélange leucocytes microbes du sérum d'animal neuf, et qu'il augmentait dans des proportions encore plus considérables quand on remplaçait le sérum neuf par du sérum d'animal vacciné contre le microbe en cause. Il attribue ces propriétés à des substances spéciales, les *opsonines*, qui ne se confondraient pas avec les stimulines de Metchnikoff. En effet, celles-ci agiraient sur les leucocytes pour en stimuler l'activité, tandis que les opsonines se fixeraient sur les microbes pour les rendre plus facilement saisissables.

La fixation des opsonines par les microbes peut être démontrée expérimentalement en séparant par filtration les microbes du sérum opsonisant avec lequel ils ont été mis en contact pendant un certain temps. On constate alors que le sérum a perdu le pouvoir opsonisant qu'il possédait auparavant, tandis que les microbes qui restent sur le filtre sont plus facilement saisis par les leucocytes.

Le pouvoir opsonisant est à l'étude dans le sérum des malades atteints de maladies infectieuses, et on le mesure en recherchant ce qu'on appelle l'*index opsonique*. On entend par là le rapport qui existe entre le nombre des microbes saisis par les leucocytes en présence du sérum du malade considéré et le nombre des mêmes microbes englobés en présence d'un sérum normal. Il s'agit là, du reste, d'une technique particulièrement délicate.

Il ne semble pas, d'après les recherches les plus récentes, que les opsonines aient une existence distincte des substances bactéricides qui viennent d'être étudiées. En effet, le pouvoir opsonisant des sérums normaux s'exerce indifféremment vis-à-vis de tous les microbes, et il disparaît par le chauffage à 55°, tous caractères que nous avons vus appartenir au complément.

D'autre part, le pouvoir opsonisant des sérums spécifiques ne s'exerce que vis-à-vis du microbe qui a servi à la vaccination et il résiste au chauffage à 55°, pour disparaître définitivement par le chauffage à 70°, tous caractères qui sont ceux des fixateurs. Cette analogie probable des opsonines spécifiques avec les fixateurs est encore confirmée par le fait que, dans la fixation des fixateurs sur les microbes, il n'y a pas toujours et forcément une action bactériolytique à proprement parler, c'est-à-dire un changement de forme des microbes, et que ceux-ci ne sont pas forcément tués. Les fixateurs les mettraient seulement en état de moindre résistance vis-à-vis des leucocytes. Entre l'action seulement opsonisante et l'action bactériolytique vraie il n'y aurait, en somme, qu'une différence de degré.

4° Le *pouvoir agglutinant* s'entend de ce fait que, mis en présence des humeurs des animaux vaccinés, les microbes qui ont servi à la vaccination sont immobilisés s'il s'agit de microbes mobiles et agglutinés en amas qui peuvent être seulement microscopiques où être dans certains cas visibles à l'œil nu.

Le pouvoir agglutinant se rencontre dans la plupart des immun-sérums spécifiques et dans le sérum des malades atteints ou convalescents de maladies infectieuses. Il a une existence distincte des autres pouvoirs qui viennent d'être étudiés. En effet, il persiste alors que le pouvoir bactériolytique est détruit par le chauffage à 55°, et, d'autre part, s'il résiste aux mêmes températures que le pouvoir préventif; on ne saurait les identifier, parce que dans un même sérum il n'y a entre les deux pouvoirs aucun parallélisme, on peut obtenir des sérums très préventifs et peu agglutinants ou *vice versa*.

On ne peut plus admettre avec Max Gruber que l'agglutination par les sérums spécifiques soit une réaction de défense, une réaction d'immunité, car les microbes agglutinés n'en conservent pas moins toute leur virulence (Issaëff). Mais la notion de la spécificité des actions agglutinantes n'en est pas moins importante. Elle a été, en effet, appliquée avec succès au diagnostic expérimental de plusieurs maladies : de la fièvre typhoïde par Widal, de la tuberculose par Courmont, Ferré, Mongour et Buard, et de beaucoup d'autres maladies. Dans la fièvre typhoïde notamment le séro-diagnostic est une méthode couramment employée.

II. Étant connues les propriétés humorales qui apparaissent chez les sujets vaccinés, il nous faut maintenant nous demander quel est leur rôle exact dans l'établissement de l'état réfractaire, et savoir si, comme le croient certains encore, les modifications humorales sont suffisantes à expliquer l'immunité. Sur ce point, il apparaît nettement que pour expliquer la résistance des animaux immunisés, qui se résume en somme dans la destruction rapide des microbes introduits dans leur organisme, les modifications humorales sont suffisantes à elles seules. En laissant de côté l'agglutination, dont la signification physiologique reste imprécise, qui, en tout cas, n'a que peu de rapports avec l'état réfractaire, on voit d'abord que le pouvoir bactériolytique, tout en altérant à quelque degré les cellules microbiennes, n'assure pas suffisamment à lui seul leur destruction, puisque les vibrions réduits en granules conservent leur virulence. Un autre argument, beaucoup plus important, ressort des longues études de Metchnikoff et de ses élèves. Les modifications humorales se montrent avec une grande netteté dans le sérum des animaux vaccinés; elles sont bien moins importantes dans le sérum des convalescents de maladies infectieuses, et sont alors passagères; enfin, elles n'existent pas du tout dans le sérum des animaux, dont l'espèce possède vis-à-vis d'un microbe une immunité naturelle plus ou moins complète. En sorte que l'immunité peut exister sans les modifications humorales, et quand celles-ci existent, comme chez les convalescents de maladies infectieuses, leur durée est infiniment moins longue que celle de l'état réfractaire.

Il suit de là que l'immunité naturelle ou acquise n'est pas nécessairement liée à des propriétés humorales. Bien plus, en suivant M. Metchnikoff dans la critique qu'il a faite du phénomène de Pfeiffer, nous allons voir que, même quand ces propriétés existent, elles ne sont pas absolument nécessaires à l'exercice de l'immunité, et qu'il intervient d'autres facteurs.

Les études de Metchnikoff et de ses collaborateurs ont mis en relief deux points importants dans l'étude du phénomène de Pfeiffer chez les animaux immunisés contre le vibrion cholérique. C'est en premier lieu que les animaux vaccinés restent insensibles aux inoculations de vibrions virulents alors même que le phénomène de Pfeiffer ne se produit pas, alors même qu'on n'observe pas la transformation en granules des vibrions injectés. Cette transformation n'a pas lieu quand, au lieu de faire l'inoculation dans le péritoine, on la fait dans la chambre antérieure de l'œil ou dans l'œdème passif du tissu cellulaire produit par la compression de la racine d'un membre. En effet, l'humeur aqueuse de l'œil ne contient, comme l'a montré M. Bordet, ni complément ni choléra-fixateur, et le liquide de l'œdème passif, s'il contient bien le fixateur spécifique, ne renferme pas de complément. Or, chez les animaux ainsi inoculés avec des vibrions capables d'amener la mort par injection sous-cutanée, comme le vibrion de Massouah, et vaccinés préalablement contre ce vibrion, l'immunité persiste bien qu'il ne se produise pas de bactériolyse. Les vibrions injectés sont détruits par phagocytose. En second lieu, quand le phénomène de Pfeiffer se produit dans les conditions ordinaires, il ne constitue que le premier acte d'une tragédie intra-péritonéale, dont le dernier acte est une diapédèse abondante avec phagocytose consécutive. C'est la phagocytose qui nettoie le champ de bataille, et c'est elle qui est le facteur capital, puisque si on immobilise les leucocytes par une forte dose de teinture d'opium, malgré que la transformation en granules des vibrions continue de se produire, la lutte se termine par la victoire de ces derniers, qui envahissent tout le péritoine et déterminent la péritonite mortelle. L'animal a ainsi perdu son état réfractaire sous le seul effet d'une paralysie momentanée des éléments phagocytaires.

On voit par là le rôle respectif des propriétés humorales et des fonctions phagocytaires, les premières étant seulement adjuvantes et en quelque manière contingentes, les secondes étant au contraire nécessaires et même à elles seules suffisantes. L'immunité devient donc non plus une propriété humorale, mais une propriété cellulaire.

L'origine cellulaire de l'état réfractaire est en quelque sorte double. D'une part, en effet, les modifications humorales sont commandées par des modifications fonctionnelles des éléments cellulaires de l'organisme vacciné. La culture des microbes dans un sérum neuf est absolument impuissante à donner à ce sérum les propriétés préventives, bactériolytiques et agglutinantes. Celles-ci ne peuvent naître qu'*in vivo*. Si on considère qu'au début du phénomène de Pfeiffer, il se produit toujours une forte destruction leucocytaire et que cette phagolyse est absolument nécessaire à la production du phénomène, et que, d'un autre côté, le pouvoir préventif et bactériolytique est toujours chez les vaccinés plus marqué dans les organes leucopoiétiques que dans le sérum lui-même, on est amené à conclure que les substances nouvelles ou les propriétés nouvelles qui apparaissent dans les humeurs des vaccinés ont une origine cellulaire.

D'autre part, dans l'immunité, il existe un fait absolument général, qui est la destruction des microbes par la phagocytose ; et si on suit chez les animaux vaccinés l'évolution des propriétés chimiotaxiques des leucocytes vis-à-vis du microbe considéré, on voit cette chimiotaxie, d'abord négative, devenir positive quand l'immunisation est complète. Comme dit M. Massart, la vaccination agit en éduquant les leucocytes. Et comme la phagocytose reste le seul phénomène commun à l'immunité naturelle, à l'immunité acquise post-infectieuse et à l'immunité post-vaccinale, c'est bien, comme le pense Metchnikoff, dans l'exaltation des fonctions leucocytaires que se résume, en somme, la modification fonctionnelle qui produit l'immunité.

Nées des organes qui produisent les phagocytes et de ces phagocytes eux-mêmes, les modifications humorales ont un rôle adjuvant et passager qui consiste à faciliter la phagocytose soit en agissant sur les leucocytes (stimulation), soit en affaiblissant les microbes (bactériolyse et opsonisation).

Dans la transmission de l'immunité par la sérothérapie, ce rôle agit seul, mais il dure peu, parce que les leucocytes reçoivent seulement un coup de fouet passager.

Dans la vaccination, au contraire, l'effet est plus durable, parce que la modification a été imprimée d'abord aux éléments phagocytaires, qui ont peu à peu exalté leurs fonctions par une sorte d'entraînement progressif

De tout ce qui vient d'être dit, nous pouvons tirer deux conclusions. La première, qui appartient proprement à la pathologie générale, est que les idées actuelles ne sont pas, comme on le croit quelquefois à tort, un retour aux doctrines humorales, mais que l'étude de l'immunité nous montre une fois de plus le rôle passif des humeurs, qui sont ce que les font les éléments cellulaires. La pathologie de notre époque reste surtout une pathologie cellulaire. La seconde, d'ordre plus général, consiste à nous représenter l'immunité non comme un phénomène spécial, mais comme un cas particulier de l'adaptation des organismes selon les idées de Lamark; et par cette idée qui vient d'être développée dans un livre récent par M. Félix Le Dantec, nous voyons combien la portée des études de pathologie générale s'élargit au delà de l'horizon des préoccupations purement médicales et pratiques.

III

De l'Immunité contre les toxines microbiennes.
Les antitoxines.

MESSIEURS,

Tout ce que nous avons dit dans les deux leçons
précédentes s'applique proprement à l'*immunité antibactérienne*, c'est-à-dire que les sujets vaccinés par les
méthodes pastoriennes, soit par des cultures vivantes
ou par des cultures mortes, possèdent l'état réfractaire
contre les microbes qui ont servi à la vaccination, et
nous avons vu, en poussant plus loin notre étude des
phénomènes d'immunité, que chez le vacciné les
microbes introduits étaient très rapidement détruits
par la phagocytose avec des leucocytes spécialement
aguerris contre un agresseur déterminé. D'autre part,
antérieurement, nous avions vu que les bactéries
n'agissaient guère qu'en inondant l'organisme infecté
des poisons qu'elles fabriquent, et en étudiant la nature
de ces toxines microbiennes nous avons abouti à cette
conclusion qu'il ne s'agissait pas, comme on avait pu
le croire, de produits alcaloïdiques, mais bien de corps
en quelque mesure analogues aux diastases et désignés
sous le nom général de *toxalbumines*.

Je vous rappelle ces notions préalables pour bien
faire saisir toute la portée du phénomène, paradoxal

en apparence, qui fut décrit par Charrin et Gamaleia, et qui peut s'exprimer par cette proposition générale : *Un sujet immunisé activement contre une infection par un microbe déterminé, qui est par conséquent réfractaire à l'inoculation de cultures virulentes de ce microbe, reste parfaitement sensible à l'intoxication par les cultures liquides filtrées, c'est-à-dire par les toxines de ce microbe.*

Mais de même qu'en étudiant les intoxications exogènes nous avons vu qu'il existait pour certains poisons des phénomènes d'*accoutumance,* grâce auxquels les sujets entraînés par l'absorption réglée de doses croissantes arrivaient sans inconvénients à supporter des doses dangereuses pour des sujets neufs, de même sur le point spécial de l'intoxication d'origine microbienne il existe des moyens de rendre un sujet insensible à l'action de doses de toxines qui seraient mortelles pour un sujet non préparé. A côté de l'immunité antibactérienne proprement dite, il existe une immunité antitoxique, dont nous devons principalement la connaissance aux travaux de Behring et de Kitasato.

I. Les procédés employés pour obtenir l'immunité contre les toxines microbiennes dérivent à la fois du principe de la mithridatisation et du principe des vaccinations pastoriennes par les virus atténués. En effet, dans le début, on chercha à obtenir l'accoutumance des sujets en leur injectant à intervalles répétés des doses progressivement croissantes de cultures filtrées, mais les résultats furent particulièrement mauvais. Même à faible dose il arrivait fréquemment des accidents mortels, et l'immunité ne put être obtenue par ce procédé qu'à titre exceptionnel. On utilisa alors le principe que les effets des toxines microbiennes peuvent être considérablement atténués.

en faisant au préalable agir sur elles des facteurs physiques ou des facteurs chimiques.

Frankel, pour la toxine tétanique, a préconisé dans ce but le chauffage à 60°; mais dans la pratique on s'adresse surtout aux agents chimiques pour diminuer la toxicité des produits microbiens, et principalement à des corps iodés. Behring et Kitasato se sont servis du trichlorure d'iode pour leurs expériences avec la toxine tétanique et la toxine diphtérique.

Roux a introduit l'usage de la solution iodo-iodurée de Lugol, qui est celle dont se servent la plupart des expérimentateurs français.

La vaccination contre les toxines est plus longue et plus délicate que la vaccination antiinfectieuse. Elle se fait en deux phases : dans la première on injecte des toxines modifiées, dans la seconde on injecte des doses croissantes de toxine non modifiée.

Les premières injections ne déterminent en général aucune réaction locale; les suivantes s'accompagnent, au contraire, d'une réaction locale d'importance variable, consistant le plus souvent en une tuméfaction douloureuse au point d'inoculation, tuméfaction qui peut aller quelquefois jusqu'à la formation d'un abcès stérile. En même temps il existe de la fièvre, et l'examen du sang montre une augmentation notable du nombre des leucocytes.

La leucocytose est un phénomène habituel, mais qui n'est cependant pas absolument nécessaire. On peut en effet obtenir l'immunisation sans qu'elle se produise, mais il faut alors procéder très lentement, par petites doses augmentées chaque fois de quantités peu sensibles.

On peut ainsi obtenir l'immunisation, qui est atteinte quand le sujet vacciné supporte une dose de toxine mortelle pour les témoins, à égalité de virulence pour la culture qui a fourni cette toxine, bien entendu. Mais on peut obtenir aussi l'*hyperimmunisation*, c'est-à-dire rendre le sujet apte à supporter des doses plusieurs fois supérieures à la dose mortelle.

En parlant des toxines microbiennes, nous avons vu qu'il existait des poisons d'origine végétale, comme l'abrine, la ricine, la robine, et des poisons d'origine animale, représentés par les principes actifs du venin des serpents, qui présentaient des analogies chimiques avec les toxines microbiennes, qui appartenaient, comme elles, à la classe des toxalbumines. Ehrlich pour les toxines végétales, Phisalix et Bertrand, puis Calmette, pour le venin des serpents, ont montré qu'on pouvait immuniser des animaux contre les effets toxiques de ces substances par les mêmes méthodes qui servent à immuniser contre les toxines microbiennes. Calmette a ainsi préparé un sérum antivenimeux en injectant des venins modifiés par l'addition d'hyposulfite de soude. Il a usé aussi d'un procédé curieux, qui consiste à insérer sous la peau de l'animal à immuniser un petit fragment de craie imbibé de venin et enrobé dans du collodion, de manière à faire absorber le venin d'une façon continue par doses infinitésimales.

II. Les animaux traités par les procédés que nous venons de dire sont immunisés, c'est-à-dire qu'ils ne ressentent plus les effets toxiques des toxalbumines microbiennes végétales ou animales qui ont servi à la vaccination. Mais, de plus, leurs humeurs, et plus particulièrement leur sérum sanguin, ont acquis un pouvoir particulier dont nous n'avons pas parlé jusqu'ici : le *pouvoir antitoxique* vis-à-vis de la toxine considérée. Ce pouvoir antitoxique est mis en évidence par les deux expériences suivantes, qui sont les expériences cruciales de Behring et de Kitasato.

a) L'injection à un animal sensible d'un mélange

d'une dose de toxine mortelle pour les témoins et d'une quantité suffisante de sérum d'un animal vacciné contre cette toxine ne produit aucun effet.

b) L'injection simultanée ou successive à court intervalle d'une dose mortelle de toxine et d'une quantité suffisante de sérum antitoxique n'est suivie d'aucun effet d'intoxication.

Behring et Kitasato ont interprété leurs expériences en admettant dans les sérums antitoxiques l'existence de corps spéciaux, les *antitoxines* spécifiques de la toxine employée, corps que, du reste, on admet hypothétiquement, mais dont la différenciation chimique et l'isolement ne sont pas plus possibles dans l'état actuel de nos connaissances que pour les autres substances qui existent dans les humeurs des animaux vaccinés contre l'infection par les microbes, et que nous avons étudiés dans la leçon précédente.

Le pouvoir antitoxique résiste au chauffage à 55°; il ne se confond avec aucun des pouvoirs étudiés, car s'il coexiste avec eux chez les animaux traités par les toxines modifiées, il n'existe pas, par contre, dans le sérum des animaux vaccinés par l'inoculation de cultures, sérum qui contient des substances préventives, des agglutinines et des fixateurs spécifiques. Les antitoxines ont donc une existence distincte. Elle sont, en outre, une propriété qui n'appartient qu'à elles et qui est fort importante dans la pratique : celle de résister à la dessiccation. En gardant à l'abri de l'air et de la lumière le résidu des sérums évaporés à basse température, on peut lui conserver fort longtemps son pouvoir antitoxique.

Le pouvoir antitoxique n'est bien développé que dans le sérum des animaux préparés. Mais on peut le retrouver dans presque toutes les humeurs, notamment dans le liquide de l'œdème passif, dans l'humeur aqueuse. Il existe également dans le lait des femelles vaccinées. Mais de même que les pouvoirs bactériolytiques, très marqués dans l'immunité artificielle, se montrent faibles et passagers dans l'immunité acquise par voie naturelle, de même le pouvoir antitoxique qui se manifeste chez les animaux préparés est peu apparent et manque la plupart du temps dans le sang des convalescents de maladies infectieuses. Ainsi, si Escherich et Wassermann ont pu montrer que le pouvoir antitoxique existait dans le sang des convalescents de diphtérie, ce pouvoir n'a été retrouvé ni dans le choléra ni dans le tétanos humain, maladies dans lesquelles l'intoxication joue pourtant le rôle important que l'on sait.

Étant admise l'existence des antitoxines dans les humeurs des sujets immunisés par des toxines microbiennes animales ou végétales, deux problèmes restent à résoudre, dont on peut dire qu'ils ne sont guère qu'ébauchés à l'heure actuelle : le problème de l'origine des antitoxines et celui de leur mode d'action sur les toxines.

Au premier de ces problèmes on a proposé deux solutions hypothétiques. On admet pour la première que la toxine injectée se transforme en antitoxine dans l'organisme de l'animal en expérience, mais cette explication, purement humorale, ne cadre pas avec tous les faits connus. Entre autres, elle ne saurait donner la raison de la disproportion constatée entre la quantité de toxine injectée et la quantité d'antitoxine fournie par l'animal vacciné, celle-là se mesurant par la quantité de sérum antitoxique nécessaire pour neutraliser l'action des toxines. La quantité d'antitoxine est toujours très supérieure à la quantité de toxine.

Aussi, se rallie-t-on maintenant presque partout à la deuxième hypothèse d'après laquelle l'antitoxine serait un produit nouveau formé par les éléments anatomiques réagissant à l'action de la toxine injectée.

Ehrlich a objectivé cette hypothèse par sa théorie des chaînes latérales, dans laquelle la molécule protoplasmique posséderait des éléments spéciaux, les chaînes latérales, qui s'uniraient aux molécules de toxine pour les neutraliser. Sous l'influence de la vaccination, le protoplasma produirait un nombre de chaînes latérales supérieur aux toxines, et ces chaînes latérales en excès, devenant libres, tomberaient en quelque sorte dans les humeurs, où elles formeraient les antitoxines.

Je ne vous donne là qu'un schéma tout à fait succinct de cette théorie, que son auteur a considérablement perfectionnée et compliquée dans des étapes successives, mais il serait oiseux de s'y étendre longuement, parce que, si ingénieuse qu'elle soit, elle reste une pure hypothèse, invérifiable dans l'état actuel de nos connaissances. Elle a de plus l'inconvénient de poser en principe la préexistence des chaînes latérales dans l'organisme, préexistence difficile à concilier avec la spécificité des antitoxines.

Wassermann et Takaki avaient pensé trouver dans l'expérimentation la confirmation de la théorie d'Erlich, et ils avaient formulé cette proposition que les antitoxines provenaient seulement des cellules sensibles à la toxine correspondante. Ils s'appuyaient sur ce fait, reconnu exact, que le cerveau de cobaye trituré neutralise la toxine tétanique, d'où l'on pouvait conclure, semble-t-il, que l'antitoxine tétanique existe déjà dans les cellules cérébrales, qui sont justement celles sur lesquelles cette toxine porte son action. Mais d'autres expérimentateurs montrèrent qu'on ne pouvait généraliser les données de cette expérience; qu'en effet, la trituration du cerveau ne neutralisait en aucune manière les effets de la toxine diphtérique, qui s'exercent pourtant sur les cellules nerveuses.

Dans le cas particulier de la toxine tétanique, l'action antitoxique apparente de la substance cérébrale triturée, action qui manque du reste avec le cerveau non trituré, est due à une action d'ordre chimique exercée par la lécithine et la cholestérine.

Enfin, la théorie de l'origine des antitoxines dans les seuls éléments sensibles aux toxines ne saurait tenir devant deux faits indiscutables : le premier, que les antitoxines peuvent être fournies par des organismes insensibles aux toxines, comme dans l'exemple du caïman, qui ne ressent aucun effet nocif de la toxine tétanique, mais dans le sérum duquel les injections répétées font naître le pouvoir antitoxique; le second, que la production des spermolysines, qui sont des fixateurs, c'est-à-dire des substances voisines des antitoxines proprement dites, peut être obtenue par des injections répétées de sperme à des mâles châtrés.

Aussi, on tend à admettre l'opinion d'après laquelle, chez les animaux soumis à la vaccination par les toxines, les antitoxines sont formées par la réaction des éléments cellulaires, qui sont justement ceux dont la fonction consiste à lutter contre les poisons, et pour Metchnikoff la production des antitoxines, comme celle des anticorps en général, serait principalement une fonction leucocytaire.

Les expériences de Roux et Borrel avec la toxine tétanique ont montré en tout cas que, vis-à-vis des toxines microbiennes, les leucocytes jouent un rôle d'arrêt et de toxicolyse analogue à celui que nous leur avons vu jouer vis-à-vis des poisons minéraux dans les expériences de Beredska, et vis-à-vis des alcaloïdes dans les expériences de Calmette. Aussi, si la théorie de l'origine leucocytaire des antitoxines n'est pas encore, dans l'état de nos connaissances, susceptible d'une démonstration directe, elle apparaît au moins comme très vraisemblable.

III. Le problème du mode suivant lequel les anti-toxines agissent pour neutraliser l'action des toxines correspondantes n'est pas encore résolu, et l'on ne peut guère admettre que des hypothèses provisoires.

L'idée primitive que, dans l'expérience de Behring et de Kitasato, l'antitoxine neutralise chimiquement la toxine, en formant avec elle une combinaison inoffensive, n'est guère soutenable. Roux a montré, en effet, que par le chauffage à 68° d'un mélange inoffensif de toxine et d'antitoxine tétanique on faisait réapparaître le pouvoir toxique, comme si la chaleur avait détruit l'antitoxine en laissant subsister la toxine, ce qui est contradictoire avec l'idée d'une combinaison nouvelle, à moins d'admettre une combinaison d'une instabilité remarquable.

En fait, il ne faut pas raisonner seulement sur les expériences *in vitro*. Il faut considérer ce qui se passe *in vivo,* et il n'est pas contraire aux principes de la logique scientifique d'admettre que chez l'animal qu'on préserve de l'intoxication microbienne par une injection d'antitoxine, il se passe des actions que nous ne pouvons reproduire *in vitro,* des actions vitales pour tout dire. Un exemple analogue nous est fourni par la toxicologie du plus puissant des poisons connus, de l'acide cyanhydrique. On sait, en effet, qu'on peut préserver des animaux de cette redoutable intoxication en leur injectant simultanément une solution d'hyposulfite de soude. Et bien que la chimie théorique soit à même de formuler la réaction par laquelle l'hyposulfite de soude neutralise l'acide cyanhydrique, elle n'a jamais pu reproduire *in vitro* cette réaction, qui exige l'intervention des éléments vivants.

Il y a donc un élément dont l'essence nous échappe encore, mais dont nous savons à tout le moins qu'il s'agit d'une action cellulaire pour expliquer l'action des antitoxines. Au reste, de même que dans l'immunité antibactérienne nous avons vu que le rôle des cellules primait le rôle des substances purement humorales, de même nous voyons que, dans l'immunité antitoxique les antitoxines, substances purement humorales, ne suffisent pas à tout expliquer.

D'une part, en effet, Behring et Kitashima ont montré que le singe peut être immunisé contre des doses considérables de toxine tétanique, et que cette immunité se manifeste bien que ses humeurs n'aient qu'un pouvoir antitoxique faible.

Inversement Behring d'une part, Roux et Vaillard de l'autre, ont attiré l'attention sur ce fait paradoxal que des animaux vaccinés peuvent succomber à une injection de toxine tétanique à un moment où leur sérum est très fortement antitoxique. Pareille chose existe dans l'immunité contre la toxine diphtérique.

Enfin, une notion relativement nouvelle, celle de l'anaphylaxie, nous montre que, dans certaines conditions encore mal déterminées, la sensibilité aux toxiques peut être augmentée par l'injection de doses successives, c'est-à-dire un phénomène inverse des phénomènes d'immunisation.

Il s'agit évidemment là de faits dont le déterminisme est encore trop vague pour qu'on puisse sur eux échafauder des théories définitives. Ils sont suffisants cependant à nous confirmer dans cette idée que l'immunité antitoxique, comme l'immunité antibactérienne, est surtout un phénomène cellulaire, le résultat d'une accoutumance des éléments cellulaires aux poisons. La production des antitoxines apparaît comme un phénomène adjuvant de l'accoutumance cellulaire.

IV. Mais, de même que pour l'immunité antiinfectieuse, la médecine n'a pas attendu que la théorie fût absolument complète sur tous les points pour faire entrer dans la pratique et pour utiliser cliniquement les résultats acquis par la pathologie expérimentale. La sérothérapie préventive représentait en quelque sorte le dernier perfectionnement de la médecine en matière de vaccination.

La dernière application des principes qui viennent d'être exposés touchant l'immunité antitoxique est représentée par la sérothérapie curative, qui consiste à introduire artificiellement des antitoxines dans un organisme infecté, et par là même à préserver cet organisme des effets des toxines élaborées par les agents infectieux contre lesquels il lutte.

Dans la pratique, les deux propriétés, préventive et antitoxique, sont réunies dans la plupart des mêmes sérums spécifiques, qui peuvent ainsi servir, suivant les cas, soit à conférer une immunité passagère, mais rapidement obtenue, aux personnes saines exposées à la contagion, soit à traiter les sujets déjà atteints de cette affection, le sérum agissant alors à la fois par ses propriétés antiinfectieuses et ses propriétés anti-toxiques.

Pour obtenir ce double résultat, on combine dans la préparation des animaux destinés à fournir le sérum les inoculations de culture filtrée comme dans la méthode de Behring et de Kitasato, avec les inoculations de cultures microbiennes tuées ou vivantes, comme dans la méthode pastorienne.

Le sérum antitétanique et le sérum antidiphtérique seuls font exception à cette règle, les animaux qui les fournissent étant seulement traités par des inoculations successives de cultures filtrées et artificiellement modifiées par le trichlorure d'iode ou par la solution iodo-iodurée de Lugol.

Il n'entre pas dans le plan de ces leçons de vous indiquer tous les détails de la technique pour la préparation de chaque sérum, mais je ne puis trouver à cette étude sommaire des principes de l'immunité une meilleure conclusion qu'en vous énonçant les résultats obtenus par la sérothérapie curative, puisque aussi bien nous avons déjà vu ceux de la sérothérapie préventive. Le sérum antitétanique n'agit que préventivement et reste sans action sur le tétanos déclaré, au moins dans la règle. Mais la sérothérapie a donné de merveilleux résultats dans la diphtérie, dans la peste humaine, dans la méningite cérébro-spinale épidémique.

La mortalité des diphtériques a baissé considérablement depuis la vulgarisation du sérum. Dans les hôpitaux de Bordeaux, notamment, elle était avant 1895 de 40 à 50 %; elle n'est plus remontée depuis au-dessus de 10 %, et en 1908, par une exception heureuse, elle n'a pas atteint 2 %, d'après une statistique récemment présentée à la Société de Médecine par M. Davezac.

Pendant l'épidémie de peste d'Oporto, Calmette et Salimbeni ont observé une mortalité de 14,78 % chez les pestiférés traités par le sérum de Yersin, contre 63,72 % chez les non traités.

A la Réunion, Vassal a eu 38,8 % chez les traités et 80,3 % chez les non traités.

Dans l'épidémie de méningite cérébro-spinale qui sévit actuellement à Évreux, M. Vaillard signale que sur 5 cas (les premiers) non traités par le sérum anti-méningococcique, tous se sont terminés par la mort; sur les 18 suivants, traités par des injections intra-arachnoïdiennes de sérum, il n'y a que 2 morts.

Je laisse de côté, pour ne pas allonger outre mesure cet exposé, les résultats encourageants obtenus par Vaillard et Vincent, par Coyne et Auché dans la dysenterie, par Chantemesse dans la fièvre typhoïde.

Pour la tuberculose, les résultats n'ont pas encore répondu aux espérances, mais il n'en reste pas moins que dans l'arsenal thérapeutique la sérothérapie occupe dès maintenant une place prépondérante.

Comme toutes les notions nouvelles, elle suscite sans doute des contradicteurs prêts à noter la moindre de ses défaillances.

Je vous disais, en commençant ces leçons, que la pathologie ne saurait être autre chose qu'une science de moyennes : on ne doit donc pas s'attendre à des résultats constants quand les cas à traiter sont eux-mêmes infiniment variables.

Et s'il faut un épilogue à ce cours où j'ai cherché à vous exposer les grands principes d'une science qui paraît incertaine et trompeuse parce qu'elle s'enrichit sans cesse de notions nouvelles et que les théories les plus savantes n'y ont qu'une existence éphémère, je voudrais laisser dans vos esprits cette conviction que les faits seuls, quand ils sont démontrés, ont de l'importance, mais que pour bien apprécier cette importance il convient de se garder également du scepticisme amer qu'affichent certains praticiens désabusés par les incessants déboires des méthodes encore mal assises, et de l'enthousiasme exagéré de ceux qui ne veulent voir que des théories absolues dans une science où tout est relatif.

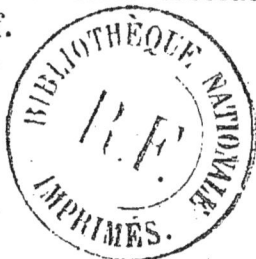

Bordeaux — Imprimerie G. Gounouilhou, 11, rue Guiraude.

www.ingramcontent.com/pod-product-compliance
Lightning Source LLC
Chambersburg PA
CBHW071333200326
41520CB00013B/2955